NOTICE

SUR LES

EAUX MINÉRALES DE LUXEUIL

PAR LE Dʳ. REVILLOUT,

INSPECTEUR HONORAIRE DES EAUX THERMALES DE LUXEUIL,

MÉDECIN-INSPECTEUR DES BAINS DE MER DU CROISIC, ETC.

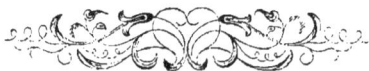

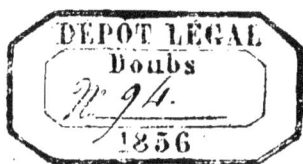

BESANÇON,

VEUVE CH. DEIS, IMPRIMEUR-LIBRAIRE,

GRANDE-RUE 43.

1856.

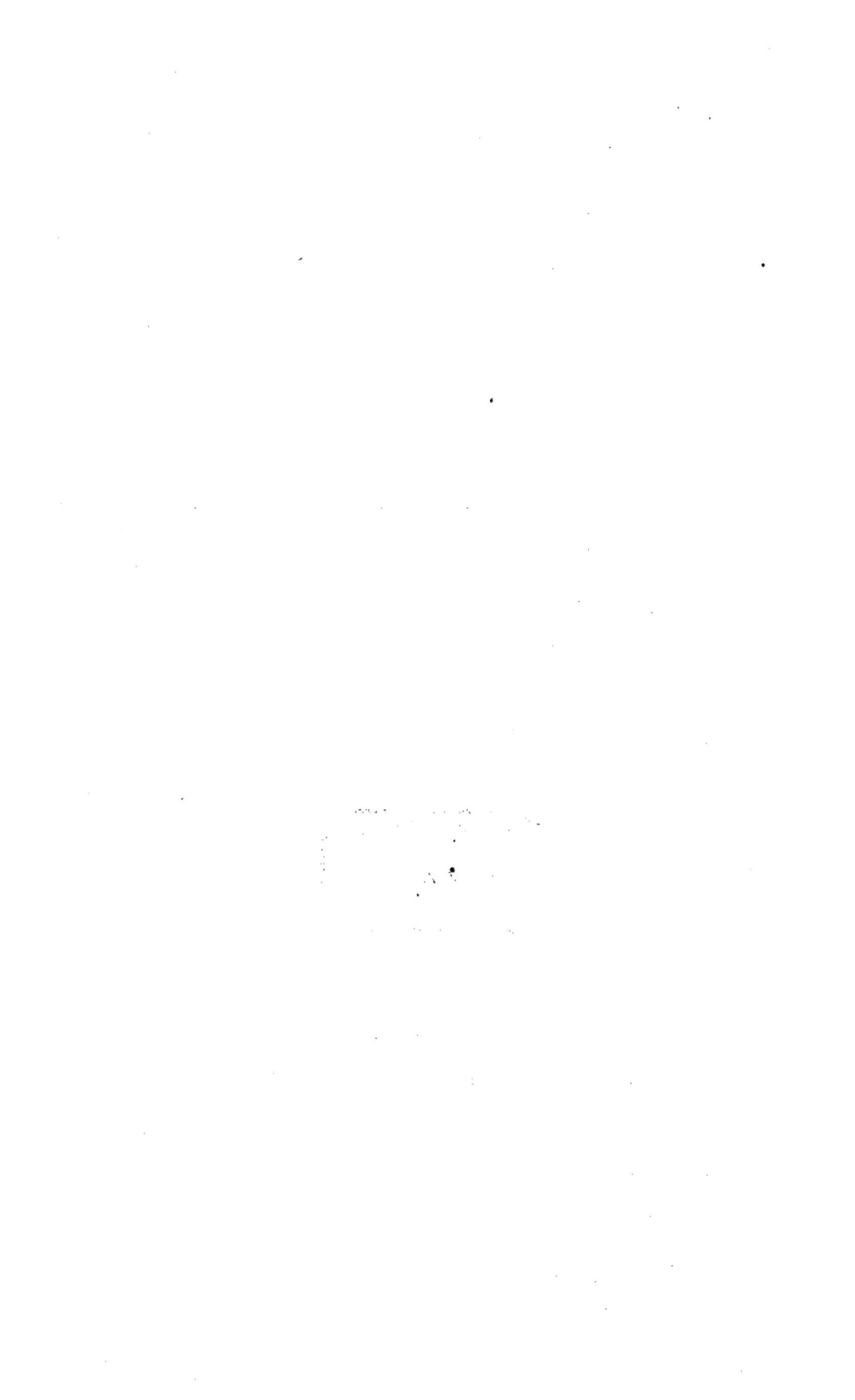

ECI n'est point un travail médical sur les sources thermales, ni même sur la source ferrugineuse de Luxeuil : c'est le cri de triomphe qui s'échappe de ma poitrine en voyant que le Gouvernement est en voie d'exécuter le projet que j'avais conçu pour rendre aux sources de Luxeuil l'importance et la vogue qu'elles méritent, et restituer à ses eaux leur puissance d'action d'autrefois.

Le monde médical comprendra que profitant de mon titre honoraire, je vienne dire de nouveau que Luxeuil mérite une attention sérieuse.

Bien souvent j'avais annoncé des réformes qui n'ont point été éxecutées par la ville propriétaire. Aujourd'hui elles sont commencées par les soins du Gouvernement, et c'est avec certitude que je viens dire aux malades que déjà il est maintenant possible d'obtenir avec la plus grande facilité, dans l'Établissement de Luxeuil, tous ces succès pratiques qu'on est en droit d'attendre d'une source ferrugineuse thermale, riche en principes : succès que nous n'obtenions dans le temps qu'à force d'artifices et avec grand'peine, et qui cependant nous avait attiré une vogue croissante.

Je dois avouer aussi qu'une autre pensée me fait prendre la plume : c'est la crainte que dans ce moment où de grands travaux s'exécutent, on ne songe qu'à la source ferrugineuse et au nouveau système de douches, et qu'on néglige de rendre à nos sources thermales leurs propriétés natives qui leur avait valu jadis une réputation méritée, réputation qui s'est évanouie lorsqu'on a cru devoir supprimer les piscines à haute température et ne plus laisser que de l'eau tiède dans l'Établissement de Luxeuil.

Le bassin des cuvettes avait été fermé, celui du bain des dames, le plus héroïque de tous, interdit, celui du grand bain réservé exclusivement au service des baignoires et des douches, celui des capucins affaibli dans sa température et dans ses principes par son mélange avec des eaux étrangères. Il ne restait plus d'autres piscines vraiment médicales, ouvertes au public, que celle des bénédictins et celle beaucoup plus importante encore appelée le bain gradué. Il n'existe aucun praticien près les eaux minérales qui ne sache que la graduation, dans les degrés de thermalité, est un moyen très-précieux contre une infinité de cas morbides pour lesquels un demi-degré de chaleur en plus ou en moins est d'une excessive importance ; et le bain gradué de Luxeuil, avec ses quatre compartiments à température constante et déterminée, remplissait admirablement une foule d'indications qu'on ne peut obtenir par l'emploi d'une température unique.

Le bain gradué, comme le bain des bénédictins avaient donc chacun leur raison d'être, et les modifier, c'était les désorganiser. Eh bien ! et c'est avec le plus profond regret que je suis obligé de le dire, ces deux piscines viennent d'être désorganisées par mesure administrative.

Proscrire les bains chauds, parce que leur usage a ses dangers, désorganiser les bains tempérés, parce que la réunion des sexes dans une même piscine révolte la pudeur, ce sont deux moyens extrêmes dont les conséquences ont été déplorables pour la prospérité de Luxeuil. Il était cependant bien facile de remédier au danger des piscines à haute température, en en laissant toute la responsabilité au médecin de l'Établissement ; et, au lieu d'une demi-mesure qui laisse les hommes et les femmes presque nus en face les uns des autres, il eût été beaucoup plus convenable pour la décence, et surtout beaucoup plus médical, de réserver aux hommes le bain gradué, tel qu'il était il y a huit ans, et d'en édifier un semblable pour les femmes, au milieu du bain des fleurs par exemple.

Ainsi, lorsque je fus nommé inspecteur à Luxeuil, il ne restait plus comme moyen médical que le bain

des bénédictins et le bain gradué, et au lieu de l'é-
tablissement important que la lecture des anciens
m'avait fait connaître, je ne trouvai plus que des
eaux inactives, des douches sans valeur, des étuves
sans puissance et des bâtiments magnifiques. Depuis
près d'un demi-siècle on avait toujours travaillé pour
le plaisir des yeux, et toujours contre l'intérêt des
malades. Ma première pensée fut donc une pensée de
restauration, et c'est encore cette restauration que
j'espère aujourd'hui, et que je voudrais pouvoir hâter
en appellant sur elle l'attention de ceux qui sont à la
tête des travaux actuels.

Lorsque j'eus appris que nos sources étaient d'au
moins dix degrés plus élevés que la température
suprême que l'homme peut supporter en bain, qu'elles
atteignaient presque la température dont on se sert
pour produire la brûlure avec le marteau de Mayor,
alors je voulus savoir en quoi les eaux thermales
voisines pouvaient leur être supérieures.

L'analyse des sources était ancienne et ne répon-
dait plus au progrès de la science. Je fis confier
cette analyse à l'habileté et à l'honnêteté bien con-
nue de M. Braconot, le père de la chimie organique,
et le travail de l'illustre ami de Berzelius, en démon-
trant que les eaux de Luxeuil étaient, après Bour-
bonne, les plus riches en principes, vint justifier de
la bonne foi des anciens praticiens sur la valeur des
eaux thermales de Luxeuil lorsqu'elles étaient admi-
nistrées dans leur état naturel. Elles avaient quatre
fois plus de principes que les eaux thermales de

Plombières, et les unes et les autres ne peuvent être
employées qu'à une température de beaucoup inférieure à celle de leurs sources.

Une fois bien renseigné sur la composition de nos
eaux, je partis pour aller visiter Néris, Vichy et
plusieurs autres établissements renommés, afin d'im-
porter à Luxeuil tout ce que la science moderne avait
créé de plus complet pour une bonne administration
des eaux minérales, et tout ce qui était applicable à
la restauration que je méditais.

Entreprendre de réformer l'opinion générale et
faire revenir le public sur un fait accompli est une
œuvre si difficile, que je n'eusse jamais osé la tenter
si l'analyse de M. Braconot ne m'eût fait connaître,
dans la source ferrugineuse, un auxiliaire puissant qui
m'aiderait à triompher de tous les obstacles. Je re-
connus là cet artifice que je cherchais pour amener
à Luxeuil de nombreux malades. Spectateurs inté-
ressés de nos cures, ils feraient bientôt revenir la
foule en proclamant l'énergie bienfaitrice de nos
simples sources thermales.

Ce fut alors que je formulai le programme des
travaux à exécuter pour une entière restauration de
nos thermes.

Je voulais d'abord faire restituer à chaque source
tous ses principes constitutifs. Je voulais faire dispa-
raître ce déplorable système de dénaturer toutes nos
eaux, soit par des mélanges avec des sources moins
actives, soit en les refroidissant pour n'en faire que
des bains tempérés, soit par la mauvaise manière de

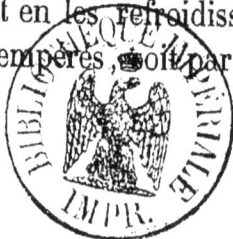

faire arriver l'eau dans les piscines et dans les baignoires. Je voulais la réouverture d'au moins une des anciennes piscines à haute température, moyen héroïque, oublié à Luxeuil, et qui maintient la foule dans les thermes voisins. Je voulais qu'on ne puisse plus dire que les eaux de Luxeuil ne sont que de l'eau claire, *et que si elles ne font point de bien, elles ne font du moins point de mal ;* adage funeste qui n'existait point autrefois et qui, maintenant, n'est que trop bien exploité par les thermes rivaux. Enfin, je voulais qu'on n'attribuât plus aux baignoires une valeur médicale qu'elles ne peuvent jamais avoir, celle qu'ont les piscines à température uniforme ; car, je le répète encore, puisqu'il semble qu'on l'oublie toujours à Luxeuil, il n'y a de vraiment médical qu'un bain à température constante, et c'est ce qu'on ne peut jamais obtenir dans des baignoires en pierre, à moins que d'y maintenir constamment un filet d'eau courante, ce qui ne peut s'exécuter dans des eaux un peu fréquentées. Il n'y aurait qu'un seul moyen possible de remédier en partie à ce défaut des baignoires, surtout de celles en marbre ou en pierre : ce serait de les placer au-dessus d'un large bassin à température élevée de manière à maintenir constamment la baignoire même à une température approchant de celle que l'on veut donner au bain. C'est là ce qu'on n'a pas négligé de faire à Plombières, et c'est ce que je croyais possible dans la construction du bain ferrugineux.

Quant aux accessoires obligés de tout établisse-

ment d'eaux minérales, tels que douches, bains de
vapeur, etc., ils étaient si loin, à Luxeuil, de répondre
aux nécessités et aux progrès de la science que je
proposai de les transformer en entier.

Mais, comme je pensais que ce serait bien inuti-
lement que je rendrais toute leur valeur à nos sources
thermales si nous n'avions pas quelque moyen nouveau, qui, presque unique dans son genre, appelât
de suite l'attention des médecins et du public, j'avais
donné dans mon programme une large place à l'eau
ferrugineuse. Craignant les réactions qui résulteraient
de son mélange avec des eaux de nature différente;
craignant les précipitations toujours si faciles pour
les sels de fer, et qui en auraient amoindri la valeur
et les effets en les rendant moins absorbables, j'avais
proposé de les faire chauffer au bain-marie pures et
sans mélange dans un système établi au milieu du
bassin des cuvettes dont la chaleur n'est pas utilisée.
Je vais donner ici une faible idée de ce système : un
bassin supérieur à niveau constant et recouvert d'un
flotteur pour empêcher l'action de l'air et la précipi-
tation qui en est la conséquence. Ce bassin supérieur
communiquant avec un second placé dans la moitié
inférieure du bain des cuvettes par un système de
longues et étroites boîtes analogues à celles que l'on
emploie, par exemple, pour échauffer avec un filet
de vapeur une immense quantité d'eau. Le bassin
supérieur aurait fourni l'eau chaude pendant qu'un
bassin analogue, placé à côté du premier, également
recouvert d'un flotteur et communiquant avec lui,

serait venu fournir l'eau froide. (Ceci n'est qu'une légère esquisse du plan que j'avais rêvé et que je croyais possible.)

On voit quelle était ma pensée dominante : empêcher le mélange de l'eau ferrugineuse avec d'autres eaux, et pouvoir donner des bains à températures variées. C'était aussi dans cette même pensée que je voulais faire rechercher et collectionner les sources de ma précieuse eau ferrugineuse, et tout cela me paraissait si simple, si naturel, si médical, que je croyais en voir déjà l'exécution complète.

Ce programme, une fois formulé, je l'adressai à M. le Ministre du commerce avec la lettre ci-jointe :

MONSIEUR LE MINISTRE,

L'exécution du programme que j'ai l'honneur de vous soumettre semble devoir remplir toutes les indications que nécessite un bon emploi de l'eau thermale à toutes les températures et sous toutes les formes utiles. Ce projet me paraît réunir toutes les conditions possibles pour favoriser, rapprocher, centraliser et seconder toutes les parties du service des bains.

1° Il modifie heureusement et augmente dans d'utiles proportions les douches de toute nature ; 2° il en crée près de toutes les piscines communes ; 3° il détermine l'agrandissement et l'activité des étuves ; 4° il prescrit la réouverture d'une piscine à haute température ; 5° il crée une piscine à basse température ; 6° il organise un service pour le massage, les ventouses et les frictions ; 7° il fait arriver, par sa seule pente naturelle, l'eau thermale par le fond des baignoires, afin de maintenir plus uniforme la température du bain ; 8° il prescrit l'usage des trop pleins facultatifs ; 9° il appelle une heureuse et fructueuse modification dans le service des domestiques et du linge ; 10° mais sur toute chose, M. le Ministre, il appelle votre bienveillante attention sur deux des questions les plus importantes pour l'avenir de l'Établissement et pour la fortune de la ville : je veux parler de la création d'un service spécial destiné à l'emploi en bains et en injections de l'eau ferrugineuse, et de la construction d'un salon de conversation dans l'Établissement des bains ou dans son voisinage.

Je ne vous cacherai pas, M. le Ministre, qu'ayant préalablement consulté sur l'opportunité des bains ferrugineux tout ce que Paris et la Province possède de praticiens instruits, j'ai reçu de tous les encouragements les plus flatteurs, et tous m'ont témoigné le désir le plus grand que notre bain ferrugineux soit établi dans le plus bref délai possible.

Mon programme avait été approuvé par l'Académie de médecine. Non-seulement elle avait regardé la création d'un bain ferrugineux comme une œuvre éminemment médicale, mais elle avait demandé à M. le Ministre, en attendant la réalisation d'un projet dont l'exécution demanderait du temps, à cause de sa vaste étendue, d'accorder sur les fonds destinés aux eaux minérales une subvention immédiate pour la recherche et la captation de nos sources ferrugineuses.

Cependant je m'étais multiplié de toutes les manières dans l'intérêt de nos thermes. Nous n'avions point d'appareils spéciaux pour donner des bains ferrugineux ; je ne les fis pas moins prendre dans les meilleures conditions possibles. Des baignoires en zinc, placées dans la piscine du bain des dames, chauffaient au bain-marie l'eau ferrugineuse, sans mélange, qu'elle contenait. Les nᵒˢ 6, 7, 8 du bain gradué recevaient des conduites provisoires destinées aux irrigations d'eau ferrugineuse pendant la durée du bain ; et, en même temps, j'avais confié à l'habileté de M. Michel, pharmacien à Luxeuil, le soin de refouler dans ces eaux de l'acide carbonique qui maintenait le fer en dissolution, et de préparer avec le dépôt de la source des pastilles ferrugineuses.

De même, comme on employait pour le service des baignoires et des douches la seule piscine à haute température qui ne fût pas scellée, celle du bain des dames, j'y faisais prendre des bains en ma présence après les heures de service.

Enfin, j'imaginai une douche écossaise (alternativement chaude et froide) que je dirigeai moi-même pendant une partie de la journée, et dont j'obtins les plus grands succès pratiques, surtout dans une foule d'affections chroniques des organes tri-splanchniques, qui sont souvent incurables par toute autre médication.

En un mot, Luxeuil était devenu pour moi le monde entier. J'y sacrifiais repos, santé, fortune ; je

me multipliais pour y amener les malades, et leur
confiance venait chaque jour répondre à mes efforts.

Ainsi tout semblait devoir marcher à merveille.
Non-seulement tous les médecins reconnaissaient
l'importance de notre eau ferrugineuse, mais je pour-
suivais une longue série d'expériences et d'observa-
tions à l'aide de ces appareils provisoirs que j'avais
imaginés, et mes peines incessantes étaient récom-
pensées par des succès si nombreux et si remarqua-
bles, qu'ils avaient frappé l'Académie, et que les
praticiens de Paris commençaient à connaître et à
apprécier nos eaux de Luxeuil.

Pendant ce temps, qu'était devenu mon programme? La majorité des habitants demandait éner-
giquement son exécution; mais au moment d'en vo-
ter la dépense, la division se mit dans le conseil : on
prononça les mots de ruine et de catastrophe. On rap-
pela que, par l'ordonnance de 1823, les revenus des
bains ne peuvent jamais servir aux nécessités de la
commune propriétaire, et qu'en conséquence c'était
à l'établissement à se suffire à lui-même : comme si
la fortune de la ville n'était pas intimement liée à la
fortune de ses bains. Néanmoins, ce raisonnement
captieux suffit à tout remettre en question, et on
résolut, pour trancher la difficulté, d'offrir les bains
au Gouvernement.

Une délibération eut lieu à ce sujet, et je partis
pour Paris dans la pensée de réunir tout ce que
j'avais d'amis dans la députation pour tenter de faire
agréer la proposition au Ministre. Le Ministre la re-

fusa sous le prétexte des besoins du trésor ; cependant, sentant l'urgence de venir au secours de
Luxeuil, il m'engagea à en appeler à l'industrie particulière. Mais ce moyen me semblait impossible dans
l'état de discrédit où était tombé l'Établissement de
Luxeuil, et j'allais partir sans tenter aucune dé-
marche dans ce sens, lorsque le hasard me fit ren-
contrer M. Bruneau. C'était un avocat, homme fort
riche, demeurant à Paris, auquel j'avais rendu de
ces services qu'on ne peut guère oublier. J'avais sauvé
quelques années auparavant ses deux enfants, l'un
du croup, l'autre d'une fièvre pernicieuse arrivée à
son troisième accès. Amené à lui dire la cause qui
m'avait appelé à Paris, je lui parlai de l'Établissement
dont j'étais l'inspecteur, de mon projet de restauration, de la possibilité d'en faire un bain d'hiver et
d'été, et je lui fis enfin un tableau si brillant de la
prospérité que j'entrevoyais dans un prochain avenir,
que je vins facilement à bout de l'intéresser à mon
projet. Il se chargea de prendre à ferme l'Établissement de Luxeuil, et d'y introduire toutes les améliorations possibles. Un devis d'aperçu montait à plus de
six cent mille francs les dépenses qu'il voulait y faire.
M. David, alors inspecteur aux messageries Notre-
Dame-des-Victoires, maintenant maire de Luxeuil, fut
choisi sur ma demande pour être le gérant de l'Établissement. Nous demandâmes au Ministre du commerce une audience qui nous fut accordée de suite.
Il y fut convenu que le préfet de la Haute-Saône
viendrait lui-même présider le conseil municipal as-

semblé extraordinairement pour entendre la proposition de M. Bruneau. Le lendemain je partais pour
Luxeuil avec les pleins pouvoirs de M. Bruneau pour
acheter en son nom la maison Robert et le terrain de
la ville, qui sont situés vis-à-vis la grille des bains.
La maison est achetée par moi. Bientôt M. le préfet
arrive avec M. Bruneau; le conseil est assemblé, la
proposition d'affermage est lue et discutée dans plusieurs séances successives ; mais ce même système
d'opposition, qui régnait toujours dans le conseil,
amenait sans cesse de nouvelles lenteurs. Pendant
ce temps on écrivait de Luxeuil, à Mme Bruneau,
des lettres anonymes pour lui dire qu'on faisait
faire à son mari une affaire déplorable dans la-
quelle il trouverait la ruine. Effrayée, Mme Bruneau
fit revenir en toute hâte son mari sous le prétexte
d'une péritonite. M. Bruneau, en partant, promettait
qu'aussitôt que sa femme serait remise, il reviendrait
pour terminer avec la ville, et pour régulariser l'acte
de vente de la maison dont je m'étais porté garant.
Mais il ne revint plus, et voilà comment je suis resté
propriétaire d'une maison à Luxeuil.

Ainsi, tandis que la ville ne perdait qu'un bel
avenir, moi je perdais du positif.

L'affaire Bruneau avortée, la ville essaya en vain
de retrouver un nouveau fermier. Enfin, dans une
séance du conseil municipal, tenue le 27 décembre
1841, on prend la résolution définitive d'exécuter,
avec les ressources seules de la ville, le programme en
entier. On vote par acclamation les sommes néces-

saires , on règle les moyens de subvenir à la dépense totale évaluée par le projet à la somme de cent soixante-quatre mille francs. Séance tenante , on demande au Ministre l'envoi d'un inspecteur général des bâtiments pour contrôler sur les lieux le plan de l'architecte. M. Gourlier arrive, approuve , modifie et emporte toutes les pièces. Le Ministre tient en main tous les documents ; mais au moment d'en ordonner la mise à exécution , il refuse de donner son approbation au mode d'emprunt proposé par la ville , et , pour la dixième fois, le projet de restauration est avorté.

Cependant le Ministre n'en reconnaissait pas moins toute l'importance et l'opportunité des travaux indiqués par le programme , mais il n'en permettait l'exécution qu'en raison de l'urgence et des ressources ; et comme, suivant lui, la construction d'un salon de conversation était la première de toutes les urgences, c'était par lui qu'on devait commencer, puis ensuite, si les fonds disponibles le permettaient, on établirait la salle du bain ferrugineux.

Pendant ce temps, de nouvelles oppositions survenues dans le conseil n'ayant encore permis l'exécution d'aucun des travaux à faire , je crus devoir de nouveau écrire au conseil une lettre à la date du 11 août 1843 , dont j'extrais les passages suivants :

MESSIEURS,

. . . .

. . . . . . car , Messieurs , une fois tous

unis par un principe commun, par le seul désir
d'être utile à la ville, la voix du bien public sera
seule entendue, le soin de vos intérêts généraux sera
seul écouté.....

Alors vont finir pour toujours ces luttes incessantes..... qui déconsidèrent votre ville aux yeux de
l'étranger, qui font rire de pitié vos rivaux, qui ap-
pellent l'isolement et la ruine sur vos thermes, et qui
poussent la foule vers les autres établissements voisins que vos discordes enrichissent.

Maintenant, Messieurs..... embellissez votre ville,
construisez des salons de conversation, réparez vos
promenades, relevez vos fontaines, faites cesser
enfin ces besoins urgents contre lesquels je m'élève
depuis sept ans, et vous aurez ce qui se trouve dans
les établissements thermaux les plus courus; mais
la vogue qui vous manque, où la trouverez-vous?
Vous la trouverez dans la création du bain ferrugineux que le corps médical demande avec instance;
vous la trouverez dans cette spécialité unique si en-
viée, qui fixera les regards sur vous et enchaînera
la mode par le succès; vous la trouverez dans l'intérêt de chaque habitant qui se chargera bien d'ache-
ver votre œuvre . . . .
. . . . Je vous le répète encore,
Messieurs, édifiez immédiatement et simultanément
votre bain spécial et votre salon de conversation....

Mais les notables du pays me répétaient que ce
n'était point un bain ferrugineux, que ce n'était

point des améliorations dans les thermes qui pourraient amener la foule, la richesse, le luxe et les plaisirs ; que c'était par un beau salon, par des fêtes, par des embellissements physiques dans la ville qu'on pourrait attirer la mode, et qu'autrement, avec toutes mes cures, je ne parviendrais jamais à faire de Luxeuil qu'un vaste hôpital où se rendraient les infirmes, mais que fuiraient les bien portants. Comme si c'était la mode qui fait la foule, et non pas la foule qui fait la mode. Comment donc organiser des plaisirs si vous n'avez pas avant tout un noyau de personnes intéressées à venir dans votre ville et à ne pas s'y ennuyer.

Enfin, fatigué des oppositions sans cesse renaissantes que je rencontrais dans le conseil, comprenant que toute la vogue que je pourrais attirer par mes efforts ne serait qu'une vogue éphémère si l'on s'obstinait à dépenser toutes les sommes disponibles en constructions, au moins inutiles, au lieu de mettre à exécution quelques parties de mon plan'; atteint d'ailleurs d'une laryngite, que la vapeur de l'eau thermale, respirée pendant presque toute la journée, avait produite et qu'elle exaspérait tous les jours, je demandai à M. le ministre de changer mon titre d'inspecteur actif contre un titre honoraire.

Ce fut alors que l'architecte résolut de construire à ses frais, près des bains, un salon magnifique. De la musique, des concerts, des bals furent organisés. On appela même à grands frais un régisseur et des musiciens d'Allemagne. Il vint quelques curieux, quelques amateurs de plaisirs ; mais l'Établissement thermal vit le nombre de ses baigneurs diminuer de jour en jour, et le salon même fut bientôt délaissé. Il était donc bien vrai que sans la spécialité d'eau ferrugineuse, Luxeuil ne ferait que tourner dans un cercle de déceptions.

Enfin, quelques années après ma retraite, je revins passer quelques jours à Luxeuil. L'accueil sympathique que j'y reçus, les sollicitations qui m'y furent faites m'engagèrent à écrire au conseil municipal la lettre suivante, le 18 septembre 1849 :

MESSIEURS,

A mon arrivée à Luxeuil, j'ai trouvé beaucoup d'alarmes sur l'avenir de vos bains. On me prie d'unir mes efforts à vos efforts, on me demande la réimpression de ma brochure sur Luxeuil pour fixer de nouveau l'attention des médecins sur l'excellence de vos sources de plus en plus délaissées par les classes riches.

Je crois, Messieurs, avoir acquis le droit, par les huit années pendant lesquelles je m'étais identifié à la fortune de vos bains, et peut-être par la confiance que l'on m'accorde aujourd'hui, de vous parler franchement. Vous me permettrez donc de vous dire que votre situation ne s'empire de jour en jour que parce que vous avez négligé les moyens de fortune que je vous ai tant de fois signalés et dont vous avez dans les mains tous les éléments. Croyez-le-bien, Messieurs,

ce ne sont ni les ouvrages publiés sur Luxeuil, ni
de nouveaux embellissements dans votre superbe
Établissement, ni même plus de confortable dans vos
logements qui pourront vous ramener la vogue et
détruire le déplorable effet produit par cette phrase
devenue proverbiale : *Si les eaux de Luxeuil ne font
pas de bien, elles ne font pas de mal;* fatale erreur
si habilement exploitée par vos rivaux, et dont la
cause première remonte à la fermeture de vos bassins
à haute température.

Un grand médecin a dit : *Chaque eau minérale a
son code et sa politique.* C'est parce qu'on a méconnu
chez vous ce principe vivifiant que Luxeuil se débat
en vain depuis de longues années dans le cercle
vicieux qui l'étreint. Le code et la politique des eaux
minérales se basent sur la spécialité intrinsèque de
chacune d'elles, et cette spécialité tient à leur température, à leur électricité, à leur gaz, à leur miné-
ralisation, à leur glairine, et surtout à cet inconnu
provenant d'une certaine combinaison de principes
que l'art ne peut imiter. Aux yeux des médecins, on
a annihilé toute cette valeur en ne faisant de toutes
vos sources que des bains tempérés. Aussi, savez-vous
ce que dit la génération actuelle des médecins sur
vos bains, malgré leur antique et incontestable valeur :
*Vos sources de Luxeuil ne sont que de l'eau tiède
bonne à préparer à des eaux plus actives, et si le
médecin y obtient des cures importantes, il ne le
doit qu'au traitement particulier qu'il sait y ajouter.*
Ils ont pris cette opinion toute faite dans les visites

qu'ils font aux eaux thermales, et comme ils ne trouvent chez vous ni bains à haute température, ni douches puissantes, ni bains de vapeur de la moindre énergie, ni l'existence de ce bain ferrugineux que vous m'aviez autorisé à annoncer avec éclat, ni même un agencement convenable pour la douche écossaise, mais seulement des bains tempérés, privés même de la plus grande partie de leurs principes gazeux, et d'une efficacité si douteuse que la première bonne femme peut en diriger l'emploi sans danger, ils emportent de vos eaux la plus triste idée et envoient ailleurs leurs malades.

Autrefois on se baignait dans les sources même du bain des cuvettes, du bain des dames et du grand bain, après s'y être préparé par des bains tempérés, et on obtenait de cette active médication des effets très-puissants, mais qui pouvaient être dangereux. Il est probable que ce sont quelques accidents survenus par des emplois inopportuns de ces bains à haute température qui ont fini par faire renoncer à leur usage. Mais le praticien doit-il se priver de l'emploi d'un médicament héroïque parce qu'il peut devenir pernicieux dans des mains ignorantes ou malhabiles, et les médecins attachés aux établissements d'eaux minérales ne sont-ils pas là pour juger de l'opportunité du moyen et pour en régler l'emploi ?

Lorsque je ne connaissais Luxeuil que sur la foi des auteurs, je ne voyais d'autres moyens de le sortir du discrédit dans lequel il était tombé que par un bailleur de fonds, et j'avais trouvé dans M. Bruneau la poule aux œufs d'or.

M. Bruneau avait compris dès l'abord l'importance de toutes vos ressources, et avec de l'argent Luxeuil se serait réveillé dans la prospérité. Mais bien que vous ayez négligé le puissant levier de l'industrie particulière, il ne vous reste pas moins dans votre source ferrugineuse une spécialité qui fixera de nouveau les yeux sur vous.

Autrefois vous étiez les égaux de vos voisins par les propriétés actives de vos sources ; aujourd'hui vous êtes leur supérieur par l'excellence de votre source ferrugineuse qui n'a que Tœplitz pour rivale.

.... Il vous est donc très-facile, Messieurs, d'arriver sans secousse , sans dépenses extraordinaires et avec vos seules ressources, à remplir le programme modifié que j'ai l'honneur de vous soumettre.

Procédez avec méthode, et afin d'amener rapidement votre Établissement à se suffire à lui-même, occupez-vous immédiatement de *votre bain ferrugineux*, qui est la clef de voûte de votre prospérité. Afin de lui conserver toutes ses propriétés, gardez-vous bien de le dénaturer et de l'amoindrir en augmentant par des eaux étrangères, son volume naturel, quelque faible qu'il puisse être. Si vous en avez assez pour le service d'un bassin et de plusieurs baignoires, en y comprenant ce qui est nécessaire pour l'emploi des douches locales, organisez d'un seul jet tout ce service ; mais si vous n'avez de l'eau que pour un bassin, vous y ferez baigner tous vos malades, et les douches locales se feront ailleurs. Ce service, une fois établi avec toutes les précautions qu'il nécessite, empressez-vous de rendre vos sources thermales à leurs propriétés natives, en faisant arriver l'eau par le fond des bassins et des baignoires. Ouvrez un bassin pour les bains à haute température. Rendez toutes les douches chaudes de votre Établissement tributaires de la source du grand bain, et décuplez l'énergie de votre pâle bain de vapeur en utilisant sans plus de dépense le chauffoir de votre linge. . . . .

. . . .

Une petite partie de mon programme, modifiée d'une manière économique, avait été exécutée, mais sans grande intelligence, et ces moyens imparfaits n'en laissait pas moins l'isolement de Luxeuil s'augmenter de jour en jour.

Maintenant le Gouvernement s'est chargé de l'exécution du programme de 1838. Déjà nous venons de voir s'élever un magnifique bain ferrugineux, de nombreux appareils pour des douches puissantes vont être installés dans peu de jours, et j'espère voir bientôt la réouverture des piscines à haute température, le rétablissement du bain gradué, la reconstruction du bain des fleurs, la création d'un véritable bain de vapeur, et enfin la fermeture des galeries au moyen de portes vitrées qui permettront aux malades d'aller prendre en toutes saisons des bains à Luxeuil. C'était là la base du projet que j'avais conçu et expliqué dans tous ces détails à M. Bruneau. C'était là ce qui l'avait séduit. Voilà pourquoi je m'étais empressé de lui conseiller l'acquisition de la maison Robert. On eût établi sur son terrain, qui est vis-à-vis le fronton de l'Établissement thermal, une sorte de maison de santé communiquant par un passage souterrain avec le péristyle au-dessus duquel se lit l'inscription de restauration par M. de la Corrée. Luxeuil fut devenu, avec Amélie-les-Bains, les deux seuls établissements d'hiver et d'été de la France, ayant chacun leur spécialité.

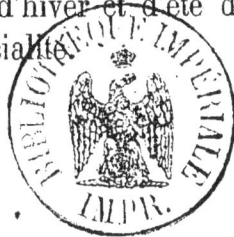

Besançon. — Imprimerie de veuve Ch. Deis.

www.ingramcontent.com/pod-product-compliance
Lightning Source LLC
Chambersburg PA
CBHW070157200326
41520CB00018B/5431